AF313495

BIBLIOTHÈQUE
DE LA
REVUE GÉNÉRALE DE CLINIQUE ET DE THÉRAPEUTIQUE
N° 12

LE
TRAITEMENT DES ECZÉMATEUX

Par

M. le Dr BROCQ
Médecin des Hôpitaux

(EXTRAIT DE LA *Revue Générale de Clinique et de Thérapeutique*)

PARIS

AUX BUREAUX DE LA REVUE GÉNÉRALE DE CLINIQUE
ET DE THÉRAPEUTIQUE
18, Rue Clément-Marot, 18

1888

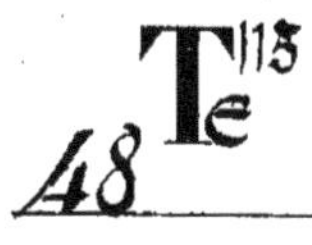

LE

TRAITEMENT DES ECZÉMATEUX

Par M. le Dr BROCQ
Médecin des Hôpitaux

PARIS, IMP. TYP. DE M. DÉCEMBRE, 326, RUE DE VAUGIRARD

BIBLIOTHÈQUE

DE LA

REVUE GÉNÉRALE DE CLINIQUE ET DE THÉRAPEUTIQUE

N° **12**

LE

TRAITEMENT DES ECZÉMATEUX

Par

M. le Dr BROCQ

Médecin des Hôpitaux

(Extrait de la *Revue Générale de Clinique et de Thérapeutique*)

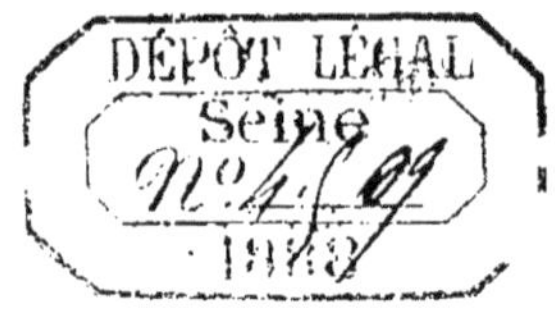

PARIS

Aux Bureaux de la Revue Générale de Clinique

et de Thérapeutique

18, Rue Clément-Marot, 18

1888

Le traitement des eczémateux

par M. le Dr BROCQ.

J'intitule cet article : *Traitement des eczémateux*
et non *Traitement de l'eczéma*, car, ainsi qu'on le
verra par le court exposé clinique qui va suivre, on ne
peut formuler, à proprement parler, un traitement de
l'eczéma au même titre que l'on formule un traitement
de la gale. C'est qu'en effet l'on désigne sous le
nom d'eczéma tout un groupe complexe d'éruptions cutanées dont les symptômes, l'évolution et l'étiologie sont
tellement variables suivant les cas, que la médication
à instituer doit évidemment varier suivant chaque sujet.
Aussi la plupart des auteurs sérieux, et en particulier
mes deux excellents et très honorés maîtres, MM. les
Docteurs E. Vidal (1) et E. Besnier, s'accordent-ils à
dire qu'il n'y a pas de traitement de l'eczéma : il y a
des eczémateux qu'il faut étudier individuellement à
fond pour pouvoir arriver à les soigner d'une manière
rationnelle. Cependant, nous allons être obligés de
synthétiser, d'établir des catégories; de tracer des divisions forcément un peu artificielles et de poser quel-

---

(1) Je me fais un devoir et un plaisir de signaler les nombreux
emprunts que j'ai faits dans cet article aux leçons cliniques inédi-
tes de M. le Dr E. Vidal, sur le traitement des eczémateux.

ques jalons au milieu de ce chaos. Que les médecins soient bien convaincus que dans une question aussi délicate et aussi clinique, rien ne saurait remplacer des démonstrations pratiques au lit du malade.

Et tout d'abord, que doit-on entendre sous le nom d'eczéma? M. le professeur Hardy définit l'eczéma « une maladie superficielle de la peau et des mu-« queuses, pouvant débuter par des lésions élémen-« taires diverses, et présentant comme symptômes « principaux, soit simultanément, soit successivement, « de la rougeur, des vésicules, une sécrétion séreuse « ou séro-purulente susceptible de se concréter pour « former des croûtes, et une exfoliation épidermique « constituée par des squames minces, foliacées ou « furfuracées, peu adhérentes et se renouvelant à plu-« sieurs reprises. »

Sans entrer dans des détails qui seraient déplacés dans un article aussi élémentaire, nous dirons que nous admettons la définition précédente, mais que nous ne pouvons pas comprendre dans le groupe eczéma les affections suivantes, que beaucoup d'auteurs ont voulu y faire rentrer :

1° Les lésions eczématiques de la peau causées par des irritants divers, lésions qui constituent la grande classe des *eczémas de cause externe de Bazin* Ce sont des éruptions purement artificielles, de véritables dermites traumatiques qui n'ont de l'eczéma que l'aspect extérieur et encore pas toujours : elles guérissent avec la plus grande rapidité par des émollients, ou même spontanément, sans applications médicamen-teuses, dès qu'on a supprimé la cause qui les produi-sait. Chez des sujets prédisposés, elles peuvent déter-miner l'apparition d'un eczéma vrai.

2° *L'impetigo*, affection toute spéciale, *sui generis,*

caractérisée par des vésico-pustules autoinoculables, à croûtes mélitagreuses.

3° *Les lichens des anciens auteurs français*, c'est-à-dire *le lichen simplex aigu*, affection encore assez imparfaitement connue, caractérisée par une éruption de petites papules prurigineuses disséminées ; — *le lichen simplex chronique*, le plus souvent caractérisé par des plaques prurigineuses d'un rouge terne, à surface rugueuse et inégale, toutes couturées de petits sillons entrecroisés comme des hâchures de dessin, s'accompagnant d'épaississement et de rudesse de la peau ; enfin le *prurigomitis et formicans* des anciens dermatologistes, c'est le *prurigo de Hebra*, le *lichen polymorphe ferox de M. Vidal*, affection très prurigineuse, des plus rebelles, débutant dans le jeune âge et persistant pendant de fort longues années.

D'après nous, tous ces faits doivent être soigneusement distingués de l'eczéma vrai. Nous réservons ce nom aux dermatoses d'origine en apparence spontanée, ou développées à la suite d'une cause occasionnelle insuffisante pour l'expliquer, et caractérisées objectivement par de la dermite vésiculeuse plus ou moins accentuée, plus ou moins profonde, par de l'exhalation d'un liquide séreux empesant le linge, et par de la desquamation de l'épiderme. Chacun des éléments constitutifs de l'éruption peut subir les modifications les plus diverses, d'où l'existence de variétés innombrables. La dermite peut être très superficielle (E. avorté) ou profonde ; la coloration de la peau peut varier du rose thé au rouge sombre. La vésiculation peut sembler faire défaut (E. sec) ou être assez accentuée pour simuler des bulles de pemphigus. Certains auteurs font même du dysidrosis une variété d'eczéma vésiculeux à grosses vésicules. La sécrétion du liquide caractéristique varie dans les mêmes proportions ; il se forme des croûtes plus ou moins épaisses, sèches ou molles, grisâtres ou impétigineuses. Enfin, la desquamation peut être lamelleuse, furfuracée, très abondante ou presque insensible.

L'éruption forme de larges placards irréguliers d'aspect, à bords diffus, ou bien de petites plaques nummulaires disséminées çà et là. Parfois elle est constituée par des éléments papulo-vésiculeux distincts (E. sparsum), parfois par des craquelures anastomosées entre elles, rouges, légèrement suintantes (E. craquelé ou fendillé), parfois elle couvre la presque totalité de la surface du corps qui devient d'un rouge vif (E. Rubrum), etc., etc.

Les sensations subjectives de prurit, de cuisson, de douleur, sont éminemment variables suivant les cas, suivant le degré de sensibilité nerveuse du malade, suivant ses habitudes d'intempérance, etc. La division de beaucoup la plus importante au point de vue de la thérapeutique est celle de l'eczéma en E. aigu et en E. chronique.

Dans l'eczéma aigu, la plupart des auteurs distinguent quatre périodes successives; quelques-uns (M. le Dr E. Vidal), pensent que les deux premières doivent être réunies en une seule : 1º Apparition d'une rougeur érythémateuse et formation de vésicules remplies d'une sérosité transparente; 2º rupture des vésicules, écoulement de liquide citrin empesant le linge et poissant les doigts, formation de croûtelles et de croûtes éminemment variables, suivant les cas, de forme, d'épaisseur, d'aspect; 3º apparition d'une surface rouge piquetée de petits points arrondis plus foncés, lisse, luisante, comme vernissée ; 4º production de desquamations successives de plus en plus fines, à mesure que le derme pâlit. Il ne faudrait pas croire que l'on observera toujours avec cette netteté, ces divisions artificielles.

Sur un même eczéma en cours d'évolution, toutes ces périodes coexistent dans l'immense majorité des cas, grâce aux éruptions successives, à l'extension graduelle du mal, grâce aux différences d'intensité qu'il peut revêtir dans tel ou tel point. Je renvoie aux traités spéciaux pour plus de détails, et surtout pour la description des variétés dont je viens de donner une idée succincte.

L'eczéma chronique peut être consécutif à l'eczéma aigu, ou être chronique d'emblée. Il se distingue par l'épaississement et l'infiltration du derme qui prend d'ordinaire une teinte rouge sombre, par sa longue durée, par sa résistance aux traitements, par son cantonnement en certaines régions, telles que le cuir chevelu, les sourcils, les cils, la barbe, les lèvres, les narines, les oreilles, le mamelon, le nombril, les parties génitales, l'anus, les mains et les pieds, les ongles, les jambes, les plis articulaires.

Nous serons obligés de dire un mot du traitement spécial de chacune de ces localisations, dont on trouvera la description dans les ouvrages didactiques.

I. Etiologie et Traitement général

Avant d'aborder la technique du traitement des eczémateux, deux questions des plus importantes se posent tout d'abord, questions capitales qui ont provoqué et qui provoqueront sans nul doute longtemps encore les discussions les plus passionnées. 1° Faut-il traiter toutes les éruptions eczémateuses ? 2° Faut-il instituer un traitement général, ou bien un traitement local ?

Si l'on considère, avec l'école de Vienne, l'eczéma comme n'étant et ne pouvant jamais être qu'une affection purement locale, la réponse ne peut faire de doute. 1° Oui, et sans la moindre hésitation, il nous faut traiter localement tous les eczémas sans établir la moindre distinction d'âge, de santé, de maladies concomitantes.

2° Il ne faut instituer qu'un traitement local. Mais est-ce bien ainsi que l'on doit envisager la dermatose qui nous occupe ? Pour ma part, je n'hésite pas un seul instant à répondre que non.

C'est là une question des plus graves, des plus discutées, grosse de conséquences pratiques, et qui se relie intimement à l'étiologie de l'eczéma. Or, nous devons bien l'avouer, rien de plus obscur encore que ce point de la pathologie. L'eczéma doit-il être envisagé comme une maladie *sui generis* purement locale, sans la moindre relation avec les constitutions et les tempéraments, ainsi que le veut le professeur Hebra ? Faut-il en faire une entité morbide spéciale, ayant son existence propre, soumise à de profondes modifications suivant le terrain sur lequel elle évolue ? Faut-il enfin la considérer comme n'étant que la manifestation cutanée d'une diathèse ? Je ne puis m'attarder à discuter ces trois opinions ; mais je repousse résolument la première comme étant contraire à tout ce que m'a appris la clinique. Je ferai remarquer que, dans nombre de cas, on voit des éruptions d'eczéma alterner de la manière la plus évidente avec des troubles viscéraux, que, suivant la constitution des individus, suivant leur régime, l'eczéma prend tel ou tel caractère des plus nets. L'eczéma des strumeux s'accompagne d'une sécrétion fort abondante, parfois séro-purulente et qui se concrète en croûtes mélitagreuses. L'eczéma des arthritiques est tantôt (chez les goutteux) un eczéma à fluxions rapides presque érysipélatoïdes, parfois un eczéma à grosses vésicules ressemblant à du dysidrosis, tantôt et le plus souvent un eczéma sec à desquamation furfuracée.

La connaissance précise que nous avons de l'existence des éruptions causées par l'ingestion et le passage dans le torrent circulatoire de certaines substances médicamenteuses ou non ne permet-elle pas de supposer

que la découverte de leucomaïnes jettera peut-être un
jour une vive lumière sur cette question de l'eczéma
survenant chez des individus à nutrition imparfaite
ou ralentie soit par hérédité, soit par vice d'hygiène?
Tout en reconnaissant qu'il est des cas nombreux ou
rien, ni dans les antécédents, ni dans les habitudes
du malade, ne peut être incriminé comme ayant déterminé l'apparition d'une éruption d'eczéma, nous
croyons qu'il sera peut-être possible un jour d'expliquer ces faits par l'hypothèse précédente; et nous sou-
tenons surtout que fort souvent l'eczéma est intimement lié à la constitution scrofuleuse, arthritique, à
l'état du système nerveux, au régime, au surmenage,
toutes causes qui peuvent d'ailleurs se combiner entre
elles dans des proportions variables comme dans les
faits si intéressants d'hybridité de diathèses.

Ces prémisses établies, il va nous être possible de
répondre aux questions que nous nous sommes posées.

1° **Faut-il traiter toutes les éruptions eczémateuses?** — S'il s'agit d'un eczéma aigu développé cheuu sujet sain, la réponse ne peut faire de doute. Oui,
il faut le traiter et essayer de le guérir le plus rapidement
possible. S'il s'agit d'un eczéma aigu chez un malade atteint d'une autre affection, telle que des bronchites à répétition, des accès d'asthme, des accès de
goutte, affection que la manifestation cutanée a heureusement modifiée, il sera momentanément avantageux de
ne pas supprimer cette dérivation, et, tout en surveillant
l'éruption, tout en l'empêchant par des moyens locaux
appropriés de prendre une trop grande extension et de
rendre la vie insupportable au malade, il faudra avant
tout traiter l'état général; puis, peu à peu, avec toutes
sortes de précautions, on tâchera de faire diminuer, puis
de faire disparaître la lésion cutanée.

S'il s'agit d'un eczéma chronique, développé chez un sujet ne présentant pas de manifestations viscérales importantes qui alternent avec des poussées aiguës du côté de la peau, il faut essayer de le faire disparaître. S'il s'agit, au contraire, de personnes âgées, arthriti ques, asthmatiques ou goutteuses, par exemple, et ayant depuis longtemps une éruption eczémateuse, soit au podex, soit aux membres inférieurs, il ne faut intervenir qu'avec les plus grands ménagements. En traitant trop énergiquement leur eczéma, on peut en effet déterminer l'apparition de congestions pulmonaires ou même cérébrales des plus graves. Il faut donc tâter leur susceptibilité, s'arrêter au moindre trouble viscéral. On peut ainsi, en instituant un traitement interne approprié, les améliorer peu à peu et leur rendre la vie tolérable. Il y a des cas, assez rares d'ailleurs, dans lesquels il ne faut guère toucher à certains eczémas chroniques lorsqu'ils n'ont que peu d'intensité et qu'ils ne gênent pas les malades. Ce sont ces faits dans lesquels des sujets souffrant de névralgies, de rhumatismes vagues, d'asthme, de bronchites, d'accès de goutte, ont vu leurs manifestations viscérales cesser presque complétement ou même complétement après l'apparition d'un eczéma au podex, aux parties génitales ou aux plis articulaires. Tant que cet eczéma reste limité, s'il ne s'enflamme pas trop, s'il ne cause que des démangeaisons tolérables, s'il est, en un mot, compatible avec la vie en commun, ce qui arrive fort souvent, il faut se contenter de le surveiller, de le modérer, de le calmer; je ne crois pas qu'on doive s'efforcer toujours de le faire disparaître.

2° Faut-il instituer un traitement général ou un traitement local? Ce qui précède montre suffisamment que nous croyons à la nécessité d'un traitement général chez les eczémateux. Alors même qu'il n'y aurait pas de médicaments internes agissant directement sur leurs éruptions, et c'est là un point des plus discutés, nous recommanderions de traiter leur état constitutionnel, de surveiller leur régime, et de régulariser le fonctionnement de leurs organes. Mais, d'autre part, nous ne croyons pas que, pour arriver à guérir un eczéma, il faille négliger le traitement local. Les recherches de l'école de Vienne en ont prouvé l'efficacité. On peut même dire à l'heure actuelle que le traitement local est beaucoup plus important que le traitement général pour arriver à faire disparaître des manifestations eczémateuses ; néanmoins le traitement général est à nos yeux indispensable pour favoriser cette disparition, pour prévenir les récidives, et empêcher parfois le développement d'accidents viscéraux.

Voyons maintenant en quoi doit consister le traitement général des eczémateux.

C'est surtout dans l'eczéma aigu que le traitement externe doit l'emporter sur le traitement interne. Il n'en est pas moins vrai cependant que l'on devra, même dans ce cas, appliquer quelques-unes des règles que nous allons formuler pour l'eczéma chronique, en particulier celles qui ont trait au régime.

Le médecin qui voudra prescrire à un eczémateux un traitement interne rationnel devra commencer par étudier à fond le malade, s'enquérir de ses antécédents personnels et héréditaires, et de l'état actuel de ses divers viscères. Puis il basera ses prescriptions sur ce que cette enquête minutieuse lui aura appris. Il ne devra rien négliger ; il s'efforcera de modifier les vices constitutionnels, et d'obtenir l'état parfait et le fonctionnement régulier de tous les organes.

Aux arthritiques, on prescrira les eaux minérales alcalines, fortes ou faibles suivant les cas : Vichy (sources des Célestins ou d'Hauterive), Vals (sources Saint-Jean, ou Délicieuses à 3 grammes, ou Pauline), Royat (source Saint-Mart), etc... ; le benzoate ou le salicylate de soude, le bicarbouate de soude, l'acétate de potasse. Bazin leur faisait prendre une cuillerée à soupe matin et soir avant les repas du sirop suivant :

Sirop de fumeterre.............	300 gr.
Bicarbonate de soude...........	10 gr.
M. s. a.	

On peut le modifier de la manière suivante :

Benzoate de soude..............	2 gr.
Bicarbonate de soude...........	10 gr.
Sirop de fumeterre..............	
Eau distillée....................	àà 200 gr.
M. s. a.	

De deux à quatre cuillerées à soupe par jour.

Chez les rhumatisants avérés, tourmentés de douleurs musculaires et articulaires incessantes, et dont l'eczéma ne présente pas de réaction inflammatoire vive, on prescrira avec avantage des doses modérées de salicylate de soude :

Salicylate de soude..........	
Benzoate de soude...........	àà de 2 à 5 gr.
Bicarbonate de soude.........	10 gr.
Sirop de fumeterre...........	
Eau distillée.................	àà 200 gr.

De deux à quatre cuillerées à soupe par jour.

Chez les goutteux avérés, chez ceux qui sont atteints de lithiase rénale ou biliaire, on peut remplacer le benzoate de soude par le benzoate de lithine, et formuler par exemple :

Benzoate de lithine...	de 2 à 5 grammes.
Bicarbonate de soude..	10 grammes.
Sirop de fumeterre....	
Eau distillée.........	àà 200 grammes.

On combinéra les substances qui entrent dans les formules précédentes suivant l'opportunité du cas et du moment.

Aux scrofuleux on prescrira surtout l'huile de foie de morue, le sirop d'iodure de fer, le sirop iodo-tannique de Guilliermoud. La mixture ferro-arsénicale de Wilson donne parfois chez eux de bons résultats.

Vin ferrugineux..........	45 grammes.
Sirop simple.............	
Liqueur de Pearson.......	ââ 8 grammes.
Eau distillée.............	60 grammes.
M. s. a.	

De 1 cuillerée à café à 2 cuillerées à café au commencement ou à la fin des repas.

Dans quelques cas d'eczéma nettement strumeux, on modifie en bien la constitution du sujet en administrant les préparations iodées énergiques, et surtout les préparations sulfureuses, eaux minérales sulfureuses et préparations officinales. Devergie donnait autrefois l'iodure de soufre à la dose de 5 à 10 centigrammes par jour. Lorsque le malade a de la tendance à la constipation, on peut lui faire prendre au commencement de chaque repas, ou seulement le matin à jeun, un mélange à parties égales de miel et de soufre pulvérisé, ou bien un mélange également à parties égales de magnésie calcinée et de soufre pulvérisé.

Lorsque le système nerveux est trop surexcité, il faut s'efforcer de le calmer, et recommander d'éviter toutes les émotions fortes, toutes les secousses morales. Seulement il faut bien savoir que la plupart des médicaments sédatifs peuvent exercer un effet nuisible sur la peau, surtout lorsqu'elle est déjà enflammée. Je conseille donc de laisser de côté le chloral, les bromures, même les opiacés, que l'on pourrait cependant à la rigueur employer ; on se servira surtout des diverses préparations de valérianes (extrait, poudre, teinture de valériane et valérianates, de castoréum, d'asa fœtida et de musc. J'ai plusieurs fois vu mon excellent maître, M. le Dr E. Vidal, arriver à calmer des femmes nerveuses en leur prescrivant un ou plusieurs suppositoires dans lesquels il incorporait 1 gramme d'asafœtida. Ces diverses substances pourront être administrées en lavement ou en suppositoires. Elles agissent comme sédatifs du système nerveux général, et calment de plus les démangeaisons si vives qui font de l'eczéma une affection réellement intolérable chez certaines personnes nerveuses. Le salicylate de soude à la dose quotidienne de 2 grammes réussit aussi parfois à faire disparaître les prurits rebelles : il en serait de même de l'antipyrine ; mais nous n'avons pas encore assez employé ce médicament pour le recommander.

Ce que nous avons dit plus haut de l'hybridité des diathèses, de la complexité de certaines constitutions, doit faire comprendre qu'il est souvent utile de combiner les médications précédentes : l'étude approfondie du malade et l'analyse raisonnée des symptômes qu'il présente peuvent seules indiquer les proportions et les doses.

Faut-il donner de l'arsenic aux eczémateux ? La grande majorité du public médical croit encore qu'il faut toujours prescrire ce médicament dans toutes les dermatoses, en particulier dans les dermatoses eczémateuses. Nous ne saurions trop nous élever contre une semblable pratique. Presque tous les dermatologistes de valeur qui ont expérimenté l'arsenic dans l'eczéma s'accordent à dire qu'il ne peut être considéré comme étant un spécifique de cette affection. Mais il est encore fort difficile de préciser quand et comment on doit l'administrer. Mon excellent maître, M. le Dr E. Vidal, croit que l'arsenic n'a aucune valeur thérapeutique contre les éruptions eczémateuses. S'il agit parfois, ce n'est que comme tonique. Il semble prouvé que lorsqu'il est donné à doses fortes et même moyennes c'est un excitant de la peau ; pendant la période aigüe et même d'activité d'un eczéma, il peut déterminer l'apparition de poussées des plus vives : si l'on le prescrit en pareille occasion à doses très faibles, les avis sont partagés sur son action. Il est donc préférable de ne jamais le conseiller dans les eczémas qui présentent le moindre phénomène inflammatoire. D'après beaucoup d'auteurs, l'arsenic peut, au contraire, rendre des services dans les eczémas secs, pityriasiques, dans les eczémas torpides et chroniques caractérisés par de l'épaississement du derme, sortes d'eczémas lichénoïdes. On a beaucoup discuté pour savoir sous quelle forme il fallait l'administrer. Chez certains strumeux anémiques, on prescrira avec avantage l'arséniate de fer : dans tous les autres cas, nous conseillerons d'employer l'arséniate de soude en solution.

Arséniate de soude.......... 10 centigramme
Eau distillée............... 250 grammes.
      M. s. a.

De une à quatre cuillerées à café par jour, avant les repas ; chaque cuillerée à café contient deux milligrammes d'arséniate de soude.

La mixture ferro-arsénicale de Wilson dont nous avons déjà donné la formule est une excellente préparation arsénicale pour les lymphatiques. S'il s'agit d'un arthritique chez lequel l'arsenic est indiqué, on peut employer la formule suivante :

Arséniate de soude......... 2 centigr.
Benzoate de soude.......... 2 à 5 gr.
Bicarbonate de soude....... 10 —
Sirop de fumeterre......... | āā 200 —
Eau distillée.............. |

BIBLIOTHÈQUE I.F.

de deux à quatre cuillerées à soupe par jour : chaque cuillerée contient de 1 milligr. 1/2 à 2 milligr. d'arséniate.

Les tisanes les meilleures pour les eczémateux sont les tisanes de pensées sauvages, de bardane, de douce-amère, de fumeterre, de saponaire, de houblon, de gentiane, etc.

Je ne parle pas des autres médicaments internes que l'on a recommandés : mercure, cuivre, phosphore, goudron, acide phénique, sulfo-ichthyolate de soude, cantharides, pilocarpine, hydrocotyle, ergotine, etc., car leurs effets thérapeutiques sont des plus discutés.

Malgré les affirmations si catégoriques de Hebra (de Vienne), nous croyons, avec notre excellent maître, M. le Dr E. Vidal, que l'alimentation exerce une influence des plus marquées sur l'apparition et l'évolution de l'eczéma. Cette question a pour nous une telle importance, que nous considérons dans l'immense majorité des cas, la réglementation du régime comme le véritable et peut-être le seul traitement interne efficace des eczémateux. Tout médecin soigneux devra conseiller à ses malades de s'abstenir de café, de thé fort, de liqueurs, de vin pur, d'alcool de toute sorte, de charcuterie, de fromages salés, d'aliments trop épicés et trop salés, de conserves de poisson, et de coquilles de mer, de moules en particulier, de crustacés, tels qu'écrevisses, langoustes, homards, crabes, crevettes, de gibier faisandé, de truffes, et, d'une façon générale, de tout aliment dont la digestion leur sera difficile.

Il faut combattre en effet avec le plus grand soin tous les troubles dyspeptiques que peut présenter l'eczémateux On examinera ses urines, on surveillera ses fonctions rénales : on favorisera toutes ses éliminations. On lui recommandera d'aller régulièrement à la garde-robe, et pour cela de faire usage de laxatifs doux d'un emploi facile et que l'on variera de temps en temps. Tous ces conseils, quelque minutieux qu'ils puissent paraître, sont de la plus grande importance, surtout pour les arthritiques.

II. — Traitement local

Ainsi que nous l'avons établi plus haut, il est presque toujours utile, nécessaire même, de traiter localement les éruptions eczémateuses. Mais c'est alors surtout que les médecins doivent avoir constamment devant les yeux le grand précepte qui domine toute la thérapeutique : *Primum non nocere*! Que d'éruptions insignifiantes, que d'eczémas à l'état de vestige ou tout au moins peu accentués ont été transformés en affections importantes et tenaces, par des applications intempestives et des pommades incendiaires ! Aussi, avant d'entrer dans le cœur même du sujet, croyons-nous nécessaire d'établir les règles suivantes.

Quand on n'est pas très versé dans l'étude de la dermatologie, et que l'on ne reconnaît pas d'une manière très précise l'affection cutanée pour laquelle on est consulté, ne pas prescrire d'emblée des topiques irritants ; aller graduellement, en commençant par des préparations inoffensives.

Quand on se trouve en présence d'un eczéma bien net et que l'on est absolument sûr de son diagnostic, ne pas ordonner tout d'abord des applications de substances très actives, et surtout ne jamais prescrire de pommades dont on ne connaît pas très bien les effets ; conseiller des lotions calmantes avec de l'eau de sureau tiède ; si l'eczéma suinte, s'en tenir comme topiques aux cataplasmes de fécule de pomme de terre tièdes, presque froids ; s'il ne suinte pas, s'en tenir au glycérolé d'amidon, à la glycérine neutre, ou bien à la vaseline et à la poudre d'amidon. En agissant avec cette sage

prudence on n'aura pas d'insuccès éclatants à redou-
ter, on n'aura pas surtout à se reprocher d'avoir aggra-
vé les manifestations cutanées, et fait souffrir inutile-
ment le malade.

Une autre règle sur l'importance de laquelle je ne
saurais trop insister, c'est que, quel que soit l'eczéma
que l'on ait à traiter, il faut s'efforcer d'obtenir le repos
complet de la partie atteinte ; et j'entends ici le mot *repos* dans tout ce qu'il a de plus général.

Traitement externe des éruptions eczémateuses aiguës.

Un eczéma aigu à la première et à la deuxième période de son évolution, lorsqu'il est caractérisé par de
la rougeur vive du derme, par des vésicules et du
suintement, doit surtout être traité par des topiques
calmants. Lorsqu'il est extrêmement étendu, et surtout lorsqu'il a été enflammé par des applications irritantes, on peut être amené à prescrire des bains de son
ou mieux d'amidon. Mais il faut bien savoir que ces
bains doivent être de courte durée, au maximum de 10
à 20 minutes, à la température du corps, ni chauds ni
froids, environ de 30°. Si l'on a le malheur d'y rester
trop longtemps, ou si on les prend trop chauds, une
poussée nouvelle d'eczéma se produit presque fatale-
ment, ou bien les phénomènes inflammatoires qui exis-
taient déjà redoublent d'intensité.

Il y a des malades dont la peau supporte mal le bain
de son ; quand ils en sortent ils éprouvent une sensa-
tion de raideur et de tension toute particulière. Cependant dans certains cas d'eczéma généralisé très intense,
une excellente médication est celle qui consiste à donner des bains continus comme on le fait à Vienne, mais
il faut pour cela une installation spéciale fort coûteuse.

La question de l'opportunité des bains dans l'eczéma est donc très complexe. Mon opinion est qu'il ne faut en donner que le moins possible, parce qu'ils sont trop difficiles à bien prendre ; en particulier il n'en faut jamais donner lorsque l'eczéma est arrivé à la troisième ou à la quatrième période.

Par contre on doit faire des lotions, car il ne faut pas laisser s'accumuler de croûtes à la surface des téguments. Ces lotions seront pratiquées matin et soir avec le plus grand soin, surtout dans les périodes inflmmatoires ; on ne frottera pas la peau ; on détrempera les croûtes qui la recouvrent avec des tampons d'ouate ou de tarlatane imbibés de la décoction tiède dont on se servira. Dans les eczémas prurigineux et chez les arthritiques on emploiera une décoction de 20 à 30 grammes de racine d'aunée et de 15 à 30 têtes de camomille par litre. Chez les strumeux on fera des lotions d'infusions de thé, de tilleul ou de feuilles de noyer plus ou moins fortes suivant les cas.

Le topique de beaucoup le meilleur à cette période est incontestablement le cataplasme d'amidon ou de fécule fait à chaud. On délaye la fécule dans de l'eau tiède ; quand elle est bien délayée, qu'il n'y a plus de grumeaux, on jette dessus de l'eau bouillante; on agite vivement et l'on enlève du feu. La fécule crève et se prend en une gelée transparente. On étale cette gelée eu couche assez mince sur de la tarlatane que l'on a préalablement fait tremper dans de l'eau pour en enlever l'apprêt et on laisse refroidir. Quand le cataplasme est à peine tiède, presque froid, ou même tout à fait froid, on l'applique sur la partie malade. On en fait chaque fois une série, et on les change toutes les deux ou trois heures. Suivant les cas, il faut les faire plus ou moins durs, mais le plus souvent ils doivent être assez fermes, nullement liquides, tout en étant cependant un peu humides.

On a voulu remplacer les cataplasmes par des feuilles de caoutchouc vulcanisé qui agissent en empêchant toute évaporation et en constituant ainsi de véritables bains locaux. On a fabriqué avec cette substance des bandes, des plaques, des bonnets, des gants, des masques, des suspensoirs, etc .... On les applique directement sur les parties malades ; on les enlève matin et soir, pour faire un lavage des surfaces eczémateuses. Il est bon d'avoir deux feuilles de caoutchouc, l'une pour le jour, l'autre pour la nuit ; il faut en effet les nettoyer avec la plus grande attention quand elles ont été appliquées ; il n'est même pas possible en prenant tous ces soins de propreté d'éviter qu'il ne se dégage une odeur infecte lorsqu'on enlève le pansement. Le caoutchouc rend des services réels dans certains cas, dans l'eczéma du cuir chevelu par exemple, dans certains eczémas des jambes et des bras, pour faire tomber les croûtes ; mais assez souvent son action est irritante et il faut s'en défier : il m'a paru presque toujours très inférieur aux cataplasmes de fécule. — On peut dans quelques cas obtenir de meilleurs effets en interposant entre les téguments et le caoutchouc des compresses trempées soit dans une décoction de racine d'aulnée et de têtes de camomille, soit dans une décoction d'althœa, de mauves, ou de fleurs de sureau, ou même encore simplement dans de l'eau bouillie. — M. le Dr E. Besnier a fort avantageusement remplacé le caoutchouc par de la tarlatane pliée en plusieurs doubles et recouverte de taffetas gommé ; on trempe la tarlatane dans de l'eau de son additionnée par litre de une ou deux cuillerées à soupe de poudre d'amidon et de une ou deux cuillerées à café d'acide borique (agiter avant de s'en servir). Lorsqu'elle est sèche on l'imbibe de nouveau du mélange, et ainsi de suite. On fait par ce procédé des masques excellents pour les eczémas de la figure.

Lorsque les malades ne peuvent faire de cataplasmes, ou bien lorsque les cataplasmes ne peuvent être appliqués ou ne réussissent pas, en particulier dans les eczémas du cuir chevelu, j'emploie de la tarlatane pliée en huit doubles, trempée dans de la décoction de racine d'aunée et de têtes de camomille additionnée d'une cuillerée à soupe d'acide borique par litre et recouverte de taffetas gommé ou mieux de gutta-percha laminée. On évite ainsi tout dégagement de mauvaise odeur, et le plus souvent ces applications ont un effet curatif assez rapide.

Il est des cas cependant où les topiques humides, quels qu'ils soient, cataplasmes, caoutchouc seul, compresses mouillées et caoutchouc, etc., sont mal tolérés. L'eczéma continue à suinter, à s'enflammer et à gagner en profondeur et en surface. Il faut alors panser à sec et se contenter de poudrer les surfaces malades avec de la poudre d'amidon, de lycopode, d'arrow-root, de talc, de sous-nitrate de bismuth ou d'oxyde de zinc. On doit, toutefois, faire quelques lavages de temps en temps, pour prévenir une trop grande accumulation de croûtes. Parmi les poudres que nous venons de citer, celles qui sont d'origine végétale sont beaucoup plus douces aux téguments, mais elles peuvent fermenter et devenir une cause d'irritation. Aussi, quand on les emploie, des soins minutieux de propreté sont-ils nécessaires. Les poudres minérales n'ont pas cet inconvénient, mais elles sont plus astringentes et parfois moins bien supportées. Quand l'eczéma est complétement généralisé on est bien forcé, dans la grande majorité des cas, de recourir aux poudres : on se sert alors d'ordinaire de poudre d'amidon dont on couvre le malade que l'on met tout nu, entre deux draps en toile fine et usée, imprégnés de poudre d'amidon : s'il veut conserver du linge de corps, ce linge sera également en toile fine et usée, et on le roulera dans la poudre.

Parfois, enfin, comme chez certains eczémateux goutteux, ce qui réussira le mieux dès la première période ce seront des onctions avec de la vaseline pure, ou avec de l'axonge *très fraîche*, ou bien même avec du liniment oléo-calcaire.

Les divers procédés que nous venons de mentionner doivent être continués jusqu'à ce que le suintement s'arrête et que l'état inflammatoire des téguments commence visiblement à s'atténuer. Il faut alors tâter le terrain pour voir si les pommades seront supportées. On continuera les émollients, les cataplasmes de fécule par exemple, pendant la nuit; pendant le jour, on emploiera soit de la vaseline pure, soit du glycérolé d'amidon à la glycérine neutre, et par-dessus ces substances on poudrera avec de la fine poudre d'amidon.

Dès que les parties malades ne seront plus trop enflammées, on se servira de la pommade suivante que l'on pourra d'ailleurs faire alterner avec des cataplasmes pendant les premiers jours.

> Oxyde de zinc fine. pulv............. 2 grammes.
> (de 1 à 5 grammes.
> Vaseline pure...................... 25 grammes.
> M. s. a.

On mettra une légère couche de cette pommade et, par-dessus, on poudrera soit avec de la poudre d'amidon pure, soit avec un des mélanges suivants :

> Oxyde de zinc pulv.................. 1 partie.
> Poudre d'amidon.................... 3 parties.
> M. s. a.

> Oxyde de zinc pulv.
> Sous-nitrate de bismuth pulv. | ââ 1 partie.
> Poudre d'amidon.................. 3 parties.
> M. s. a.

Chez les enfants ou se contentera de mettre un peu de glycérolé d'amidon par dessus lequel on poudrera avec :

Sous-nitrate de bismuth pulv. ou carbonate de bismuth pulv.............. 1 partie.
Poudre d'amidon........................ 3 parties
M. s. a.

Ou bien encore on pourra ne faire que des applications sèches, et dans ce cas on commencera par saupoudrer d'abord avec un peu de carbonate de bismuth ou de sous-nitrate de bismuth pulvérisé, puis par-dessus avec de la poudre d'amidon.

Voici la formule de la pommade à l'oxyde de zinc, telle que l'employait E. Wilson (Pommade d'E. Wilson).

Axonge lavée et purifiée............. 240 grammes.
Poudre de benjoin.................. 5 grammes.

Liquéfier en vase clos et passer à travers un linge. Ajouter :

Oxyde de zinc purifié................ 50 grammes.

M. le professeur Hardy a proposé la formule suivante :

Cold cream........................ 30 grammes.
Glycérine......................... 8 grammes.
Oxyde de zinc..................... 2 grammes.
Teinture de benjoin............... XV gouttes.
M. s. a.

Si la pommade à l'oxyde de zinc est mal supportée, ce qui est rare quand on s'est bien conformé aux règles que nous avons posées, on reprend pendant quelque temps l'usage des émollients, puis on essaye de nouveau la pommade et ainsi de suite. Si cette préparation est bien tolérée mais ne paraît pas avoir d'effet curatif assez rapide, on peut la remplacer par la suivante qui est plus énergique, plus irritante et dont il faut surveiller les effets en suivant les conseils que nous avons donnés plus haut à propos de la pommade à l'oxyde de zinc :

        Tannin.. 2 gr.
        Calomel...................................... 1 gr.
        Glycérolé d'amidon à la glycérine neutre. 30 gr.
        M. S. A. (Formule de M. E. Vidal.)

Voici d'autres formules qui pourront rendre des services dans les cas fort rares où les pommades à l'oxyde de zinc et au tannin-calomel ne réussiront pas. On y trouvera employée une nouvelle substance, la lanoline, dont l'efficacité comme excipient n'est pas encore démontrée dans toutes les affections cutanées. Je l'ai vue cependant bien agir dans certains cas : elle a une odeur assez forte ; c'est là un de ses principaux inconvénients.

M. le Dr E Besnier emploie assez souvent à la fin des eczémas aigus et dans les eczémas chroniques le mélange suivant qui constitue une sorte de pâte que l'on étale avec le doigt sur les parties malades.

        Acide salicylique.......... de 50 centigr. à 2 gr.
        Oxyde de zinc pulv...... | āā 24 gr.
        Poudre d'amidon......... |
        Lanoline................. de 30 à 40 gr.
        Vaseline .... de 20 à 10 —
    Pour 100 grammes.

Mêlez avec soin pour faire une pâte homogène.

On peut dans cette formule remplacer la lanoline par parties égales de vaseline.

La pommade à l'oxyde de zinc avec lanoline se formule de la manière suivante :

        Oxyde de zinc.................... 2 gr.
        Axonge benzoïnée ou vaseline... 2 —
        Lanoline........................ 16 —
        M. S. A.

Les pommades au sous-nitrate de bismuth pur ou associé à l'oxyde de zinc donnent parfois de bons résultats.

<pre>
Sous-nitrate de bismuth finement pulv..   2 gr.
Vaseline pure............................ 25 —
</pre>
M. S. A.

Ou bien :

<pre>
Sous-nitrate de bismuth finement pulv |
Oxyde de zinc finement pulvérisé ... | ââ de 1 gr. à 4 gr.
Vaseline pure.......................   25 gr.
</pre>

On peut remplacer la vaseline par de la lanoline addi-tionnée d'un peu de vaseline destinée à la rendre plus maniable.

Quelques dermatologistes se servent aussi de pomma-des au bicarbonate de soude incorporé à la dose de 2 à 10 grammes dans 40 grammes d'excipient.

Les pommades à l'acide borique sont réellement utiles dans certains cas, lorsqu'on veut obtenir un effet anti-septique ; en voici les formules les plus usitées :

<pre>
Acide borique pulv......... de 2 à   6 gr.
Vaseline ....   30 —
Baume du Pérou............   50 centigr.
     M. S. A.

Acide borique pulv.........   5 —
Axonge fraîche ou vaseline ..   10 —
Lanoline ....   35 —
M. S. A.
</pre>

On remarquera que, dans les formules précédentes, nous n'employons guère l'axonge comme excipient. C'est qu'en effet, pour ne pas être nuisible, l'axonge doit être très fraîche, et alors c'est un topique excellent; pour peu qu'elle soit rance elle devient un corps des plus irritants, et cause des éruptions artificielles. Les meilleurs excipients sont, à l'heure actuelle, la lanoli-ne, le cérat sans eau, et surtout la vaseline et le glycé-rolé d'amidon à la glycérine neutre.

Dans les eczémas des sujets lymphatiques, à forme nettement impétigineuse, on peut échouer avec les préparations précédentes. Il faut alors savoir employer des topiques plus énergiques. On réussit assez souvent dans ces cas avec les pommades à l'huile de cade : On les prescrit d'abord très faibles puis de plus en plus fortes.

Huile de Cade vraie .... de 2 à 5 gr.
Glycérolé d'amidon à la glycérine neutre.   30 —
M. S. A.

Les eczémas impétigineux de la face guérissent souvent avec la plus grande rapidité par la pommade suivante :

Précipité jaune............   de 50 centigr. à 1gram.
(Oxyde jaune d'Hg)
Vaseline ou cérat sans eau.   20 grammes.
M s. a.

Enfin quand l'éruption s'accompagne de démangeaisons réellement insupportables et rebelles, on emploie les lotions à l'eau blanche coupée de deux à cinq fois son volume de décoction de têtes de camomille, au chloral au 200e, à l'acide phénique étendu de 100 à 500 fois son poids d'eau, au coaltar, à l'eau phagédénique coupée de deux à six fois son volume d'eau tiède, à l'eau de son vinaigrée. etc., et des pommades à l'acide phénique ou à l'acide salicylique. Mais ce sont là des topiques que l'on ne prescrit d'ordinaire que dans les eczémas chroniques.

Pour nous résumer nous dirons que, dans le traitement de l'eczéma aigu, il faut se garder avant tout d'instituer une médication perturbatrice. Il faut savoir être patient et en faire comprendre au malade la nécessité. On agira donc avec la plus grande prudence ; on continuera le plus longtemps possible l'usage des émollients, puis on prendra les pommades les plus inoffensives, qui réussiront dans la grande majorité des cas ; on n'arrivera que graduellement et en cas d'insuccès aux préparations plus énergiques.

Traitement local des éruptions eczémateuses chroniques

Dans le cours souvent extrêmement long d'un eczéma chronique, il se produit de temps en temps des poussées aiguës, pendant lesquelles les téguments déjà malades s'enflamment à un haut degré et l'éruption s'étend plus ou moins loin sur les parties voisines primitivement saines. Ces poussées doivent être traitées comme l'eczéma aigu. Mais, lorsqu'elles sont calmées, il arrive fort souvent que les moyens précédemment indiqués n'exercent plus la moindre action curative sur l'affection chronique qui persiste. C'est qu'en effet ces vieux eczémas sont des plus rebelles ; souvent ils paraissent guéris à la surface qui pâlit quelque peu et se recouvre d'un épiderme lisse : mais pour peu qu'on les laisse alors sans traitement, le travail inflammatoire gagne de la profondeur du derme où il existait toujours vers la superficie et tout est à recommencer. Les médications les plus perturbatrices sont alors nécessaires pour en triompher, parfois même tout ce que l'on tente échoue.

Voici quelques règles générales que nous pouvons d'abord formuler pour le traitement de ces eczémas chroniques, puis nous examinerons les indications particulières qui découlent de leurs localisations.

Quel que soit l'eczéma chronique que l'on ait à soigner, quand on commence le traitement, il est toujours bon de faire des applications émollientes qui ont le grand avantage de nettoyer les téguments, de calmer parfois un peu l'inflammation du derme et d'amener ainsi, dans quelques cas, une réelle amélioration. Après quoi on tâte la susceptibilité de la peau du malade et l'on arrive graduellement à employer des topiques énergiques. Mais il faut bien savoir qu'il y a des malades qui ne supportent pas les applications humides ; ce sont de vieux arthritiques chez lesquels il faut employer d'abord les poudres, puis les pommades, ou bien des strumeux invétérés qu'il faut mettre aux emplâtres, à l'huile de cade ou au nitrate d'argent. On ne doit donc pas prescrire toujours et quand même les émollients, tant qu'il y a des phénomènes inflammatoires marqués et du suintement ; dès qu'on voit que les émollients ne donnent pas d'amélioration, il faut recourir à d'autres topiques.

Les pommades à l'oxyde de zinc, le glycérolé au tannin et au calomel, la pâte à l'oxyde de zinc et à la lanoline pourront rendre de réels services. Dans les cas rebelles, ces préparations seront insuffisantes. S'il y a des vives démangeaisons ou tout au moins de l'épaississement marqué des téguments, on prescrira le glycérolé à l'acide tartrique de M. le Dr E. Vidal.

    Acide tartrique........................... 1 gr.
    Glycérolé d'amidon à la glycérine neutre. 20 gr.
        M. S. A.

Il m'a semblé que l'addition d'un peu d'acide salicylique à cette pommade en augmentait parfois les effets curatifs.

    Acide tartrique........................... 1 gr.
    Acide salicylique de 50 centigr............ à 1 gr.
    Glycérolé d'amidon à la glycérine neutre. 25 gr.
        M. S. A.

Il est toujours bon de poudrer par-dessus ces pommades avec un peu de poudre d'amidon, car au ment le moindre frottement les enlève.

Les pommades à l'acide salicylique, celles au sous-acétate de plomb, celles à l'acide phénique au 50° peuvent réussir dans les mêmes cas.

    Acide salicylique....... 2 grammes
    Baume du Pérou........ 3 gramms ou mieux q. s

Excipient (vaseline, la-
noline ou glycérolé d'amidon), de 30 à 35 grammes
M. s. a.

Acide salicyliqne.............. 1 gramme.
Teinture de benjoin.......... 2 grammes.
Vaseline...................... 50 grammes.
M. s. a. (Lassar).

Sous-acétate de plomb liquide ⎱ ââ de 5 à 10 grammes
Glycérine.................... ⎰

Axonge fraîche ou mieux vaseline. 30 grammes.
M. s. a.

Sous-acétate de plomb liquide... 4 grammes.
Vaseline .... 5 grammes.
Lanoline...................... 40 grammes.

Unnarecommande l'ichthyol pour supprimer les se-
crétions et les démangeaisons ; voici une de ses formules.

Litharge.................... 10 grammes.
Chauffer avec vinaigre.......... 30 grammes.

Ajouter :

Huile d'olive.............. ⎱
Axonge.................... ⎰ ââ 100 grammes.
Ichthyol..................

Je n'ai pas besoin d'ajouter que, lorsqu'on emploie ces
pommades, on continue à faire de temps en temps des
lotions des parties malades. Règle générale, il faut
qu'une surface eczémateuse soit toujours maintenue en
état parfait de propreté, sans qu'on la fatigue cependant
par des lavages trop répétés. Les lotions seront faites
avec les décoctions ou les mélanges que nous avons
conseillés pour l'eczéma aigu ; nous avons indiqué les
préparations qu'il faut choisir, suivant que le sujet est
arthritique ou lymphatique, suivant que l'eczéma est
torpide ou inflammatoire, suivant l'intensité des démangeaisons.

Dans les cas réellement fort rebelles, un peu atoniques, avec infiltration profonde des téguments, il faut avoir recours à des agents irritants. L'huile de cade donne souvent d'excellents résultats. On emploie d'ordinaire la formule suivante :

Huile de cade vraie...................... 5 gr.
Glycérolé d'amidon à la glycérine neutre 30 —
M. S. A. (glycérolé cadique faible de M. E. Vidal).

on en fait des applications pendant quelques jours ; si les malades s'irritent, on les calme avec des cataplasmes de fécule de pomme de terre, ou de la pommade à l'oxyde de zinc. Puis on donne, si c'est nécessaire, une nouvelle poussée inflammatoire artificielle avec la pommade à l'huile de cade, on calme de nouveau, et ainsi de suite, jusqu'à guérison complète. C'est qu'en effet, après chacune de ces poussées artificielles, on s'aperçoit que l'infiltration des téguments diminue. Dans quelques cas, le glycérolé cadique est bien toléré et amène graduellement la guérison sans poussées inflammatoires vives. Mais s'il n'exerce pas d'effet curatif, il faut avoir recours à des pommades de plus en plus fortes, jusqu'au glycérolé cadique fort de M. le docteur E. Vidal, et même jusqu'à l'huile de cade pure. Voici la formule du glycérolé cadique fort, excellente préparation que l'on emploie surtout contre le psoriasis :

Huile de cade vraie...................... ⎱ ā ā part. égales.
Glycérolé d'amidon à la glycérine neutre. ⎰
M. S. A.

Si l'huile de cade ne donne pas de résultats, on peut essayer les pommades au goudron, le naphtol, soit en solution alcoolique à 0 gr. 25 ou 0 gr. 50 pour cent, soit sous forme de savon, soit incorporé à cent parties d'huile d'olive ou d'amandes douces ou d'huile de foie de morue, soit sous forme de pommade.

Naphtol B...................... de 1 à 5 gr.

Vaseline pure...................... 50 gr.
M. s. a.

M. le Dr Lailler a employé pendant quelque temps dans son service l'acide pyroligneux : on peut avec cet acide à 6° Baumé, pur ou étendu d'eau suivant les cas, faire des badigeonnages sur les eczémas atoniques. Le même dermatologiste se sert aussi parfois du mélange suivant :

Huile de cade vraie...........
Soufre précipité............... ââ parties égales.
Savon noir...................

Mélanger avec soin et appliquer sur les parties malades ; cesser et calmer s'il se produit une vive irritation.

Le savon noir qu'emploie notre excellent et très honoré maître, M. le Dr Lailler, dans son mélange est du savon mou de potasse : à Vienne, on prescrit depuis Hebra de frictionner les eczémas rebelles au savon de potasse et même de les badigeonner avec des solutions fortes de potasse au quart et à moitié : Ce sont là des moyens extrêmes et auxquels on ne doit guère avoir recours en pratique.

Alibert recommandait de badigeonner les eczémas rebelles et atoniques avec des solutions de nitrate d'argent. Dans certains eczémas d'arthritiques à forme torpide, ou très prurigineux, et dans les eczémas nummulaires des strumeux, cette substance employée au trentième, parfois même au vingtième et au quinzième, rend de réels services si on la manie avec précaution : dès qu'elle a déterminé l'apparition d'une réaction inflammatoire, il faut en suspendre l'emploi, puis recommencer dès que la poussée est calmée, ainsi que c'est la règle pour tous les agents de la médication substitutive que nous étudions en ce moment.

Je ne peux m'attarder à étudier toutes les autres substances irritantes qui ont été essayées et préconisées

contre l'eczéma chronique ; je me contenterai de citer :
l'acide pyrogallique, l'acide chrysophanique, la résor-
cine en poudre ou en pommade au vingtième, l'ichthyol
si vanté par Unna, le soufre et ses diverses préparations, les bains sulfureux en particulier qui, chez les
sujets lymphatiques, peuvent rendre de réels services,
la teinture d'iode, etc. Mais je dois dire quelques mots
d'une méthode de traitement que l'on essaie en ce moment de vulgariser et de rendre pratique : celle des emplâtres médicamenteux.

Il y a déjà plus de trente ans que F. Hebra (de
Viénne), a conseillé d'appliquer sur les surfaces eczémateuses la pommade suivante étalée au couteau sur
une toile et formant ainsi un véritable sparadrap :

> Huile d'olive pure................ 450 gr.
> Litharge....................... 90 à 24 gr.

Faire chauffer d'abord l'huile d'olive mélangée à de
l'eau pendant qu'on agite, ajouter graduellement la litharge fraîchement tamisée, puis :

> Huile de lavande.................. 8 gr.
> Mêlez s. a. et faites une pommade.

Dans ces derniers temps Auspitz à Vienne, Pick à
Prague, Unna à Hambourg ont fait préparer des trau-
maticines, des gélatines, des emplâtres dans lesquels
sont incorporés les médicaments actifs, et que l'on applique tout prêts sur les parties malades. Ils obtiennent
ainsi d'excellents résultats. En France les quelques
essais que l'on a faits à l'hôpital Saint-Louis ont été
moins satisfaisants. Cependant je vais indiquer quelques emplâtres qui peuvent être de la plus grande utilité.

M. le Dr E. Vidal a vu l'emplâtre simple du Codex
(litharge en poudre fine, axonge, huile d'olive ââ 200,
eau commune 400) réussir dans certains cas d'eczéma

chronique. Quand les surfaces malades paraissent sèches, on les recouvre de bandelettes que l'on renouvelle
tous les deux jours : on en suspend l'usage si elles causent une inflammation trop vive. Dans ce cas on peut
se servir de l'emplâtre à la glu de Beslier qui est beaucoup moins irritant. L'emplâtre diachylon, grâce à la
térébenthine qu'il renferme, cause au contraire des
poussées aiguës très vives et ne doit être employé qu'avec la plus grande prudence. Mais je signalerai surtout
comme étant d'excellents topiques dans les cas d'eczémas lichénoïdes rebelles, prurigineux, chez les arthritiques et chez les strumeux, les deux sparadraps
suivants que M. le D.r E. Vidal a fait préparer.

Je ne saurais trop conseiller dans ces cas l'emploi
du second de ces emplâtres, celui qui renferme de l'huile
de foie de morue : il a l'inconvénient d'avoir une odeur
un peu forte, mais il est à mon sens de beaucoup supérieur au premier comme efficacité.

Emplâtre simple	600 gr.
Cire jaune	250 gr.
Huile blanche	400 gr.
Dextrine	20 gr.
Eau	Q. S.

pour délayer la dextrine.
F, s. a. un sparadrap, et conserver à l'abri de l'humidité.

Emplâtre à l'huile de foie de morue :

Emplâtre simple avec litharge et huile de foie de morue	600 gr.
Cire jaune	250 gr.
Huile de foie de morue	350 gr.
Dextrine	20 gr.
Eau	Q. S.

pour délayer la dextrine.
F. s. a un sparadrap.

Des dermatologistes ont proposé de traiter chirurgicalement certains eczémas dégénérés et devenus papillomateux ; cette complication s'accompagne d'ordinaire de pachydermie ; elle s'observe surtout aux membres inférieurs. On les a poncés, scarifiés, grattés. M. le Dr E. Vidal a prouvé qu'on arrivait assez facilement à une quasi guérison en les recouvrant d'un des emplâtres précédents par dessus lequel on exerce une compression méthodique avec de l'ouate et une bande élastique.

Pour terminer ces généralités sur le traitement des éruptions eczémateuses chroniques, je dirai qu'il faut dans ces cas, comme lorsqu'il s'agit d'éruptions aiguës, faire une certaine sélection dans les agents thérapeutiques, suivant la forme que revêt la dermatose et suivant la constitution de l'individu. J'ai essayé d'établir ces règles chemin faisant ; j'y insiste de nouveau, parce qu'elles sont des plus importantes. Chez les vieux arthritiques, il faut aller avec beaucoup de prudence ; dans les formes avortées, eczémas fendillés ou craquelés, on emploiera surtout le glycérolé au tannin et au calomel et le glycérolé tartrique ; chez les lymphatiques invétérés au contraire on arrivera beaucoup plus vite aux modificateurs énergiques tels que le glycérolé cadique, les bains sulfureux, les badigeonnages au nitrate d'argent. Tout cela d'ailleurs est affaire de sens, de clinique, et, à cet égard, je ne saurais trop répéter ce que j'ai déjà dit plus haut, que les articles les plus soigneusement faits sont loin de valoir quelques démonstrations pratiques au lit du malade.

Traitement des éruptions eczémateuses chroniques suivant les régions:

Les règles générales que nous venons de poser pour le traitement des éruptions eczémateuses chroniques s'appliquent à toutes les localisations que nous allons passer en revue. Nous serons donc très brefs pour chacune d'elles, nous contentant de signaler les quelques particularités importantes que peut présenter leur traitement spécial.

I. *Eczémas des régions pileuses du corps.* — a. *Eczémas du cuir chevelu.* Les eczémas des régions pileuses du corps sont des plus rebelles : il faut en poursuivre le traitement jusqu'à disparition des derniers vestiges, et encore est-il prudent de soumettre ensuite les malades à une période d'observation assez longue, car autrement les récidives sont possibles.

Chez les hommes et chez les enfants, il est bon de faire couper les cheveux ras, mais il faut mettre tout en œuvre pour conserver aux femmes leur chevelure ; il faut leur persuader qu'avec des soins elles peuvent la garder, et en effet, dans la grande majorité des cas, si elles sont soigneuses, elles arriveront à se guérir sans la sacrifie. On fera tomber les croûtes en les ramollissant avec des pulvérisations, des douches de vapeur, de l'huile d'amandes douces, de l'huile d'olive, de l'huile de ricin ou de l'huile de foie de morue, si l'odeur n'incommode pas le malade : Kaposi recommande la préparation suivante : ..

> Huile d'amandes douces............ 100 gr.
> Acide phénique .... 1 —
> Baume du Pérou.................. 2 —
> M. S. A.

Quand elles sont ramollies, on lave la tête avec une des lotions que nous avons indiquées ou même avec de la décoction de bois de Panama. On peut aussi, avec un grand avantage, se servir pour ce nettoyage du bonnet de caoutchouc ou de compresses de tarlatane imbibées d'eau boriquée et recouvertes de taffetas gommé. Puis on traite les malades d'après les principes que nous avons posés plus haut. Il importe de savoir toutefois que le cuir chevelu supporte d'ordinaire beaucoup mieux les préparations énergiques que les parties glabres du corps ; les pommades soufrées au 10e ou au 15e et surtout les pommades à l'huile de Cade doivent être signalées comme étant tout particulièrement efficaces dans les eczémas secs ou modérement enflammés du cuir chevelu.

b. — Eczémas du bord libre des paupières. — On ne saurait trop recommander dans ces cas des lotions à l'eau de sureau boriquée et des applications avec un petit blaireau sur le bord libre, d'abord de pommade à l'oxyde de zinc, puis, quand la période inflammatoire est un peu calmée, de la pommade suivante :

> Précipité jaune................ de 50 à 1 gramme.
> (Oxyde jaune de Hg).........
> Vaseline pure................ 20 grammes.
> M. s. a.

Kaposi, conseille :
> Précipité rouge.................. 15 centigrammes
> Onguent émollient.............. 10 grammes.
> M. s. a.

On a aussi préconisé :
> Acétate de plomb .... 25 centigrammes
> Axonge fraîche................. 25 grammes.
> M. s. a.

> Précipité blanc........................ ⎫ āā 10 centigr.
> Huile de bouleau...................... ⎬
> Vaseline blanche...................... 8 gr.
> M. S. A.

c. Eczémas de la barbe et des sourcils. — Ils sont tout particulièrement tenaces et les auteurs ne s'accordent guère sur la conduite à suivre. On commencera toujours par couper la barbe ras aux ciseaux, puis on nettoiera les parties malades avec des pulvérisations et des lotions. Notre excellent et très honoré maître, M. le Dr E. Besnier, conseille ensuite de pratiquer l'épilation régularisée par séries, répétée pendant plusieurs semaines, pendant plusieurs mois s'il le faut. En même temps il fait faire des pulvérisations, et il se sert

comme topiques soit de caoutchouc, soit de cataplasmes de fécule. Pour terminer la guérison, il emploie la
pommade de Hébra dont nous avons donné plus haut la
formule.

D'autres dermatologistes, après avoir longtemps pra-
tiqué l'épilation, ont fini par l'abandonner. Ils font
faire des pulvérisations et font appliquer alternative-
ment des cataplasmes de fécule et des emplâtres ou des
pommades irritantes. M. le Dr E. Vidal, dans les cas où
les folliculites sont nombreuses et ont déterminé la
formation d'un sycosis, est allé jusqu'à prescrire son emplâtre rouge dont voici la formule :

        Minium......................... 2.50
        Cinabre........................ 1.50
        Diachylon...................... 26
    F. S. A. Un sparadrap.

Il en a parfois obtenu de bons effets, parfois aussi il
a déterminé ainsi l'apparition de poussées inflammatoires trop intenses. On arrive, dans quelques cas, à a-
voir de réelles améliorations en employant pendant la
nuit des cataplasmes de fécule et pendant le jour du
glycérolé cadique, et surtout de la pommade au turbith
minéral.

        Turbith minéral................. 1 gr.
        Vaseline pure................... 20 gr.
    M. S. A.

Les pommades suivantes au soufre dont on se sert
aussi dans les eczémas avortés du cuir chevelu, peuvent
donner des résulats à la dernière période des eczémas
de la barbe et dans leurs formes superficielles.

        Soufre précipité.............. de 5 à 10 gr.
        Vaseline pure................... 50 gr.
    M. S. A.

        Soufre précipité................ 5 gr.
        Beurre de cacao................. 10 gr.

Huile de ricin...................... 50 gr.
Baume du Pérou.................... q. s.
M. S. A.   (E. Vidal)

Lorsque l'eczéma de la barbe est trop rebelle et s'accompagne d'indurations profondes du derme, M. le Dr E. Vidal conseille de le scarifier ; on pratique alors soit des ponctions, soit des incisions linéaires quadrillées. Ce procédé détermine presque à coup sûr une amélioration notable et rapide. Je proteste, en terminant ce petit chapitre, contre ce qui me paraît être une erreur de pathologie, et qui consiste à faire rentrer toutes les folliculites agminées et tous les sycosis non parasitaires de la barbe dans l'eczéma. Il y a là un abus qui tien à la difficulté très réelle que l'on a parfois à distinguer ces deux affections qui se combinent souvent ensemble. Une étude précise et approfondie de ce point de la dermatologie serait utile.

d. Eczémas de la lèvre supérieure. — La même confusion se rencontre dans les auteurs à propos de la lèvre supérieure. Dans certains cas, à la suite d'irritations répétées, causées surtout par des écoulements incessants provenant des fosses nasales, la partie médiane de la lèvre s'enflamme, prend un aspect eczémateux ; peu à peu le processus gagne en profondeur et s'étale, les tissus s'infiltrent et se tuméfient, et l'on se trouve alors en présence de la lésion à laquelle on a donné le nom d'impetigo sycosiforme de la lèvre supérieure, et que la plupart des auteurs rangent dans l'eczéma. Le véritable eczéma de la lèvre supérieure, eczéma indépendant de l'eczéma des narines ou des coryzas chroniques, se traite comme l'eczéma de la barbe (voir ci-dessus), seulement M. le Dr E. Besnier insiste beaucoup sur l'utilité pratique d'une bandelette de caoutchouc recouvrant la lèvre et maintenue par des cordons noués derrière la tête. Quand il s'agit d'impé-

tigo sycosifome nettement caractérisé par l'épaississement des parties malades, il faut d'emblée, dès que les
surfaces atteintes sont nettoyées, pratiquer des scari-
fications profondes, ainsi que le recommandeM. le D^r E.
Vidal.

Les eczémas du pubis doivent être traités d'après
les mêmes principes que les eczémas de la barbe.

e. Eczémas des narines. — Il semble que les eczémas des narines ne devraient pas être rangés dans le
groupe des eczémas des régions pilaires ; nous les y
faisons rentrer cependant, car leur résistance au traitement tient presque toujours à l'inflammation des
follicules pileux (vibrisses) de ces régions. M. le D^r E.
Besnier conseille de faire des lotions avec de l'eau
ferro-cuivreuse de Saint-Christau, ou bien avec une
solution de sulfate de cuivre au deux millième ou au
millième ; puis il fait mettre dans les narines des
boulettes de coton imprégnées de :

> Onguent diachylon.......... ⎰ aâ parties égales
> Huile d'olive............... ⎱

Hebra se sert de la même manière de plumasseaux
de charpie imbibés du glycérolé suivant :

> Sulfate de zinc pulv.......... 0,50 cent.
> Hydrolat de laurier cerise..... 5 gr.
> Glycérine................... 10 gr.
> M. S. A.

On épilera, si l'on voit que l'eczéma se complique de
folliculites ; on fera des lotions avec l'eau de son boriquée, puis on mettra avec un blaireau, sur toutes les
parties malades, de la pommade au précipité jaune au
vingtième. La pommade suivante rendra aussi des
services :

> Précipité blanc................... 2gr.
> Lanoline......................... 30 gr.

Axonge........................ 3 gr.
            M. S. A.

Neumann a conseillé de mettre dans les narines les suppositoires suivants :

Beurre de cacao................ 1 gr.
Oxyde de zinc................. 0,15 cent.
            F. S. A.

Les fissures rebelles des narines et de la muqueuse nasale guérissent assez souvent par de simples cautérisations au nitrate d'argent.

II. *Eczémas des oreilles*. — Je n'ai rien à dire de particulier au sujet des eczémas du pavillon de l'oreille; pour les eczémas du conduit auditif, quand ils sont à la période aiguë, on fait faire des fumigations, puis on met dans le conduit une mèche aussi épaisse que possible trempée dans de la glycérine ou dans de l'infusion de tête de camomille ou de fleurs de sureau, et l'on recouvre avec un cataplasme de fécule de pomme de terre un peu mou. A une période ultérieure, on emploie les lotions à l'eau boriquée et les pommades boriquées, puis les insufflations d'acide borique. Quelques otologistes conseillent même, dans les cas d'eczéma rebelle, des injections avec une solution de nitrate d'argent, mais ce procédé nous paraît bien violent.

III. *Eczémas des lèvres*. — Les eczémas des lèvres sont fréquents chez les enfants : ils prennent parfois la forme chronique ; et alors ils sont d'une désespérante ténacité qu'expliquent les mouvements incessants des parties malades et les contacts irritants presque continuels auxquels elles sont exposées. Ils s'observent aussi chez les grandes personnes. M. le Dr E. Besnier recommande beaucoup d'employer une bandelette de caoutchouc de 6 à 8 centimètres de long sur 3 à 5 centimètres de large, que l'on fend à sa partie moyenne sans rien enlever du tissu, et que l'on attache par un double système de cor lons en arrière de la tête — Kaposi conseille de faire, dans les cas rebelles, des cautérisations répétées avec une solution concentrée de potasse. On peut aussi se servir, pour donner des poussées artificielles, de pommades au goudron, de solution de nitrate d'argent, etc., après quoi on emploie du col l-cream, du glycérolé d'amidon etc., pour calmer.

Chez les enfants, M. le Dr E. Vidal prescrit la pommade suivante :

    Beurre de cacao................ 4 grammes.
    Huile d'amandes douces........ 1 gramme
    Acide tartrique................ 25 à 50 centigr.

S'ils sont nettement strumeux, on remplace l'acide tartrique par le précipité jaune.

    Beurre de cacao...................... 4 gr.
    Huile d'amandes douces.............. 1 gr.
    Précipité jaune (oxyde jaune d'Hg.). 25 centigr.
        M. s. r.

S'il s'agit simplement de gerçures rebelles des lèvres, on essayera la formule suivante :

    Tannin.................... 50 centigr. à 1 gr.
    Huile de bouleau.........   2 goutt es
    Beurre de cacao.........   10 gr.
    Huile de ricin..........   3 gr.
        M. s. a.

IV. *Eczémas de la face.* — Je renvoie pour les eczémas de la face au traitement général des eczémas chroniques. Je donnerai seulement la formule de la pommade au précipité jaune, que M. le Dr E. Vidal emploie maintenant avec succès dans quelques cas d'impétigo et d'eczéma impétigineux du visage et des oreilles.

    Glycérolé d'amidon................... 30 gr.
    Huile de cade vraie................. 5 gr.
    Précipité jaune (oxyde jaune Hg.).... 1 gr.
        M. s. a.

Cette pommade est colorée; dès que l'éruption est sèche, il prescrit la suivante qui est moins visible :

Cérat sans eau........................ 20 gr.
Précipité jaune (oxyde jaune de Hg.) 1 gr.
M.s.a.

V. *Eczéma circiné du thorax ou eczéma séborrhéique.* — On sait que chez certaines personnes, chez celles surtout qui portent de la flanelle, il se développe à la région présternale et parfois dans le dos, entre les deux omoplates, de petits éléments rouges, circinés, à bords nets et comme dessinés à l'emporte-pièce, ayant un faux air lichénoïde ou acnéique. Cette dermatose, qui coïncide presque toujours avec une lésion séborrhéique, parfois figurée, du cuir chevelu, est probablement due à des altérations de la sécrétion des glandes sébacées. Bazin l'a appelée eczéma acnéiforme du sternum, quelques Anglais l'ont désignée sous le nom de lichen annulatus serpiginosus ; elle a été rangée parmi les eczémas sous le nom d'eczéma circiné de la poitrine ou d'eczéma flanellaire, ou mieux d'eczéma séborrhéique. Nous devions donc en dire un mot, bien que nous en fassions une affection à part, et que dans notre esprit elle doive surtout être rattachée aux altérations des glandes sébacées.

Pour faire disparaître cette éruption il suffit le plus souvent, comme l'indique M. le Dr E. Besnier dans ses cliniques, de savonner la partie malade matin et soir avec du savon peu irritant, de poudrer ensuite avec de la poudre d'amidon, puis d'interposer un linge en toile fine et usée entre la flanelle et la peau. Les bains sulfureux peuvent aussi donner de bons résultats.

Je suis arrivé à blanchir très rapidement des malades chez lesquels ces lésions étaient très étendues, en les faisant laver avec une solution de sublimé au millième, puis en leur faisant mettre sur les parties malades, soit du glycérolé au tannin et au calomel, soit de la pommade au turbith au vingtième. Ils doivent continuer à porter pendant longtemps un morceau de toile fine interposé entre la flanelle et la région où se trouvait l'éruption.

VI. *Eczémas du mamelon et du sein.* — Il ne faut pas confondre les eczémas chroniques du mamelon avec la maladie de Paget du mamelon, variété d'épithélioma superficiel qui débute par une longue période eczématiforme, mais que caractérisent son unilatéralité, des bords nettement coupés à l'emporte-pièce, une surface d'un rouge vif uniforme et de la rétraction du mamelon. Il est assez souvent nécessaire d'employer des modificateurs énergiques dans les eczémas chroniques du mamelon ; j'ai vu réussir la pommade à l'acide pyrogallique :

Acide pyrogallique................. de 1 à 2 gr.
Axonge fraîche ou vaseline......   20 gr.
     M. s. a.

puis on calme avec des cataplasmes, le bonnet de caoutchouc, ou des compresses trempées dans de l'eau boriquée et recouvertes de taffetas gommé. A Vienne, on emploie surtout les solutions de potasse, les applications de savon noir et d'onguent diachylon, enfin le collodion au sublimé.

Nous n'avons rien de particulier à signaler pour les eczémas de l'ombilic, ni pour ceux des plis articulaires.

VII. *Eczémas des parties génitales, du périné et de l'anus.* — Tout ce que nous avons dit dans les généralités sur le traitement des eczémas chroniques s'applique à cette localisation si fréquente : c'est ici surtout qu'il faudra s'armer de patience, calmer d'abord, puis donner des poussées aiguës, soit **avec** des préparations d'huile **de cade, soit** avec des solutions de nitrate d'argent, etc.

Dans les eczémas du scrotum, un large suspensoir

peut être utile pour maintenir les pansements, caoutchouc, cataplasmes, pommades et poudres : mais d'une manière générale on peut dire que, pour rendre commodes et pratiques les pansements dans les eczémas du podex, rien ne vaut le caleçon de bain. Dans les eczémas du vagin et de la vulve, qu'entretiennent si souvent les sécrétions utérines, M. Hillairet employait avec succès des cataplasmes de fécule de pomme de terre en forme de spéculum. M. le docteur E. Vidal recommande d'introduire dans le vagin avec un spéculum, quand c'est possible, des tampons d'ouate en queue de cerf-volant dont les trois premiers ont été trempés dans le liniment suivant :

> Baume de Gurjum (Wood oil)....... 1 partie.
> Eau de chaux médicinale........... 2 —
> M. s. a.

Les autres tampons sont roulés dans de la poudre de talc; on fait un pansement par jour.

C'est surtout dans ces régions, parties génitales chez la femme, scrotum et marge de l'anus chez l'homme que l'eczéma s'accompagne d'un prurit réellement intolérable. L'acide cyanhydrique, le sublimé au 1,000e, parfois au 5,000e, associé à un demi-millième de chlorhydrate d'ammoniaque, le chloral, l'eau blanche, les solutions d'acide phénique, d'acide acétique, de chlorate de potasse laudanisé (chlorate 50 gr. laudanum, 30 gr. eau, 1 litre), ou de chlorhydrate de cocaïne sont les lotions les moins mauvaises contre ces démangeaisons. Outre les pommades que nous connaissons déjà à l'acide tartrique, à l'acide phénique, on pourra essayer les formules suivantes :

> Acide salicylique.................. 1 gram.
> Bismuth .... 2 —
> Vaseline........................... 40 —
> M. s. a. (Hardy).

Chlohydrate de morphine........	0,20 centigr.
— de cocaïne..........	0,50 —
Oxyde de zinc pulvérisé..........	2 gram.
Vaseline pure....................	20 —
M.s.a.	

Chlorydrate de morphine.........	20 centigr.
— de cocaïne............	50 —
Acide salicylique....................	1 gram.
Oxyde de zinc pulv. ou sous-nitrate de bismuth pulv.....................	2 —
Vaseline.........................	4 —
Lanoline.........................	16 —
M. S. A.	

Chlorydrate de cocaïne..............	50 centigr.
Huile de cade vraie.................	4 gram.
Glycérolé d'amidon à la glycérine neutre	20 —
M. S. A.	

On comprend que l'on puisse modifier ces pommades à l'infini : le glycérolé tartrique additionné de cocaïne m'a parfois donné des résultats. Dans les cas les plus rebelles, les badigeonnages avec une solution forte de nitrate d'argent m'ont paru très efficaces ; quand ces eczémas s'accompagnent de fissures, M. le Dr E. Vidal fait faire tous les jours un badigeonnage avec le baume du commandeur.

Enfin on pourra employer des suppositoires calmants anaux ou vaginaux : on y incorporera soit de la belladone, soit de l'opium, soit de la cocaïne ; la formule suivante est excellente :

Chlorhydrate de cocaïne	5 centigr.
Extrait thébaïque	5 —
Oxyde de zinc pulv...............	15 —
Beurre de cacao	3 gram.
M. s. a. Un suppositoire	

Après la guérison d'un eczéma des parties génitales ou du périnée, les malades doivent, pendant longtemps encore, prendre des soins minutieux de propreté, pou-

drer les téguments malades matin et soir, et les recou-
vrir de linges en toile fine et usée, séparant l'une de
l'autre les parties voisines.

On sait que les inflammations eczématiformes des
organes génitaux chez la femme, du prépuce et du gland
chez l'homme, doivent toujours faire songer à la possi-
bilité du diabète. Ces diabétides génitales si bien étu-
diées par notre maître, M. le Professeur Fournier, sont
fort rebelles ; elles sont entretenues par un champi-
gnon parasite : on arrive cependant à en triompher
par le traitement général, et surtout par des soins de
propreté exagérés, des lotions, despommades, des poudres antiseptiques, au bicarbonate desoude, à l'acide
borique, à l'acide salicylique, à l'acide phénique ou
au sublimé, etc.

VIII. *Eczémas des membres inférieurs.* — On
emploie beaucoup le caoutchouc dans l'eczéma des
membres inférieurs. Mais il faut bien savoir que les
cataplasmes ou que l'enveloppement avec de la tarlatane
trempée dans des solutions boriquées et recouverte de
taffetas gommé ou de gutta percha laminée sont presque
toujours tout aussi efficaces. Le repos au lit la jambe
étendue est nécessaire, et si le processus morbide s'est
accompagné de tuméfaction et d'infiltration lardacée
pachydermique des téguments, il faut employer la
compression méthodique avec la bande élastique en
caoutchouc.

C'est dans les eczémas chroniques des jambes que
l'on fait le plus souvent usage des emplâtres à la glu de
Beslier, des emplâtres blancs de Hebra ou du Dr E. Vidal : nous en avons donné plus haut les formules.

IX. *Eczémas des mains et des pieds.* — Dans
les eczémas chroniques des extrémités caractérisés par
de la rougeur des téguments et des vésicules plus ou
moins volumineuses, on suivra les préceptes généraux

que nous avons formulés. Les divers auteurs recom-
mandent beaucoup dans ces cas l'usage de gants et de
bas de caoutchouc. Le malade prendra des manuluves
et des pédiluves fréquents avec une décoction tiède
appropriée au cas part'culier ; il ne se servira que
d'eau ayant bouilli et jamais de savon pour se laver
les mains et les pieds.

Dans les eczémas chroniques des extrémités, caractérisés par une desquamation sèche avec épaississement
de l'épiderme de la face plantaire des pieds, cas qui
sont des faits de transition entre l'eczéma vrai et la
kératodermie symétrique des extrémités, affection que
certains auteurs rangent également dans le groupe
eczéma, le traitement devient particulièrement difficile. Les pommades ordinaires ne donnent presque
jamais d'amélioration. On peut commencer par ramollir
les couches cornées de l'épiderme avec du caoutchouc ou
mieux avec des cataplasmes de fécule de pomme de
terre : après quoi on prescrira des frictions avec du
savon mou de potasse ou du savon à l'acide salicylique.
Si l'éruption semble ne pas se modifier, on emploiera
les applications d'emplâtres de savon noir, que l'on
préparera en étendant sur un morceau de flanelle du
savon noïr ramolli avec un peu d'esprit de vin et formant une couche uniforme de l'épaisseur du dos d'une
lame de couteau. On laisse cet emplâtre pendant toute
la nuit en contact avec la partie malade : on l'enlève le
lendemain matin, on savonne en s'efforçant de détacher
le plus possible d'épiderme corné, puis on recommence
jusqu'à ce que les téguments soient lisses ou enflammés. On peut alors faire des applications de pommades.

Kaposi conseille de cautériser ces eczémas calleux
avec l'acide acétique ou citrique, puis de les ramollir
en les recouvrant de baudruche ou de traumaticine
(gutta-percha, 10, pour chloroforme 90).

Le mélange formulé par M. le Dr Lallier, de savon vert, d'huile de cade et de soufre à parties égales, rendra des services dans ces cas.

Les préparations d'acide salicylique, pommades fortes, emplâtres au dixième ou au vingtième, collodion à l'acide salicylique au dixième, savon salicylé, m'ont parfois donné des résultats satisfaisants. Dans les cas rebelles, l'emplâtre rouge et l'emplâtre de Vigo peuvent être utiles pour essayer de provoquer un peu d'inflammation substitutive.

Rien n'est plus difficile à modifier que les eczémas des ongles : lorsqu'ils s'accompagnent de productions cornées exagérées, on peut essayer de les combattre par des badigeonnages fréquents avec une solution au cinquième d'acide salicylique dans l'alcool et par des applications d'emplâtres à l'acide salicylique. L'occlusion avec un gant de caoutchouc, les pommades au goudron et à l'huile de cade, enfin le raclage sont les moyens les plus employés.

Je ne parlerai point de l'eczéma des muqueuses : j'ai déjà dit quelques mots de celui de la vulve, de l'anus, du vagin, et de la conjonctive ; celui des fosses nasales se traite d'après les principes généraux sur lesquels nous avons tant insisté, celui de la bouche par des émollients, par l'eau de Vichy ou les solutions de borate de soude.

Chez les enfants, on doit suivre les mêmes règles que chez les adultes, mais agir avec encore plus de précautions. Toutefois il faut bien savoir que, chez ceux qui sont nettement strumeux, les lotions à l'eau de feuilles de noyer réussiront souvent, et que les pommades faibles au précipité jaune et à l'huile de cade seront dans beaucoup de cas bien supportées. Chez les nouveaux-nés, il sera nécessaire de surveiller avec le plus grand soin le régime de la nourrice.

Nous avons été aussi concis que possible; nous avons passé sous silence tout ce qui ne nous paraissait pas avoir une indiscutable utilité, ne donnant pas les procédés et les formules qui ne nous semblaient pas suffisamment consacrés par l'expérience; et cependant, d'après les mille détails qui précèdent, on voit maintenant quelle énorme difficulté présente le traitement d'un eczémateux. C'est ici surtout que le médecin doit être observateur sagace et clinicien prudent; ce n'est qu'en mettant en œuvre ces qualités maîtresses qu'il parviendra à éviter tous les écueils, à instituer une médication vraiment efficace appropriée au cas particulier, et à diriger d'une main sûre son malade vers la guérison.

Dr L. BROCQ,
Médecin des hôpitaux

www.ingramcontent.com/pod-product-compliance
Ingram Content Group UK Ltd.
Pitfield, Milton Keynes, MK11 3LW, UK
UKHW022134170726
13837UKWH00004B/1556